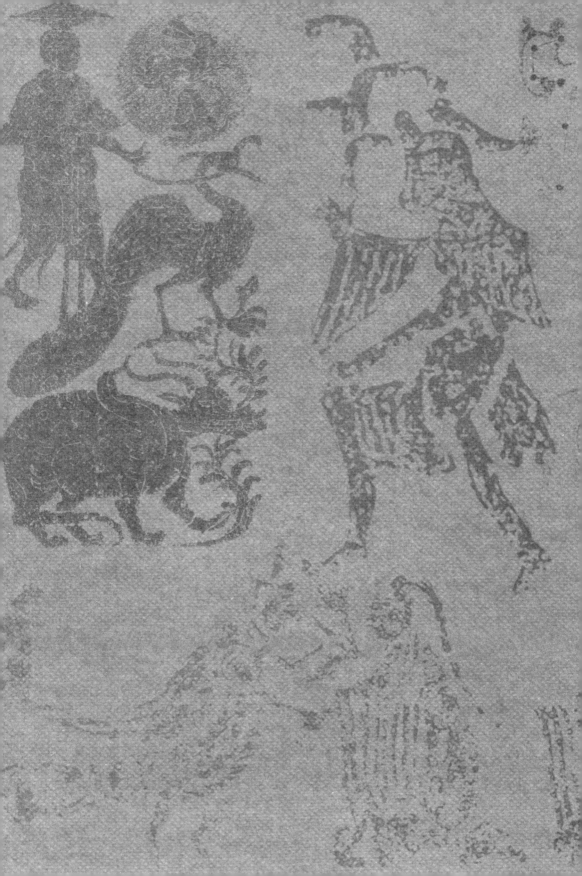

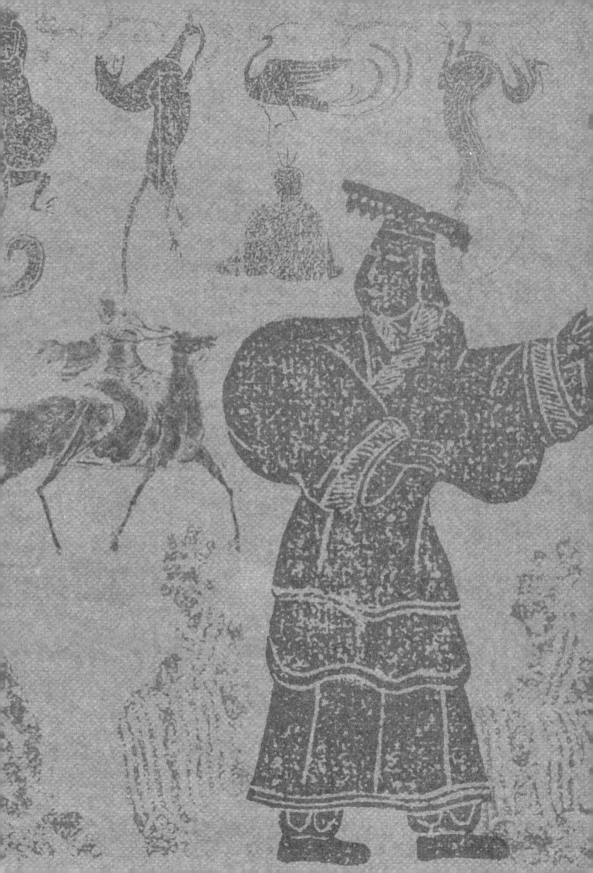

中国古医籍整理丛书

温氏医案

清·温存厚　撰

杜鹃　张明选　校注

中国中医药出版社

·北　京·

图书在版编目（CIP）数据

温氏医案/（清）温存厚撰；杜鹃，张明选校注．—北京：中国中医药出版社，2015.12

（中国古医籍整理丛书）

ISBN 978 – 7 – 5132 – 3029 – 2

Ⅰ.①温…　Ⅱ.①温…②杜…③张…　Ⅲ.①医案 – 汇编 –中国 – 清代　Ⅳ.①R249.49

中国版本图书馆 CIP 数据核字（2015）第 310610 号

中 国 中 医 药 出 版 社 出 版
北京市朝阳区北三环东路 28 号易亨大厦 16 层
邮政编码　100013
传真　010 64405750
保定市中画美凯印刷有限公司印刷
各地新华书店经销

*

开本 710×1000　1/16　印张 4.75　字数 21 千字
2015 年 12 月第 1 版　2015 年 12 月第 1 次印刷
书　号　ISBN 978 – 7 – 5132 – 3029 – 2

*

定价　15.00 元
网址　www.cptcm.com

国家中医药管理局
中医药古籍保护与利用能力建设项目
组织工作委员会

主 任 委 员 王国强

副 主 任 委 员 王志勇　李大宁

执 行 主 任 委 员 曹洪欣　苏钢强　王国辰　欧阳兵

执行副主任委员 李　昱　武　东　李秀明　张成博

委　　　　　员

各省市项目组分管领导和主要专家

（山东省）武继彪　欧阳兵　张成博　贾青顺

（江苏省）吴勉华　周仲瑛　段金廞　胡　烈

（上海市）张怀琼　季　光　严世芸　段逸山

（福建省）阮诗玮　陈立典　李灿东　纪立金

（浙江省）徐伟伟　范永升　柴可群　盛增秀

（陕西省）黄立勋　呼　燕　魏少阳　苏荣彪

（河南省）夏祖昌　刘文第　韩新峰　许敬生

（辽宁省）杨关林　康廷国　石　岩　李德新

（四川省）杨殿兴　梁繁荣　余曙光　张　毅

各项目组负责人

王振国（山东省）　王旭东（江苏省）　张如青（上海市）

李灿东（福建省）　陈勇毅（浙江省）　焦振廉（陕西省）

蔡永敏（河南省）　鞠宝兆（辽宁省）　和中浚（四川省）

前 言

　　中医药古籍是传承中华优秀文化的重要载体，也是中医学传承数千年的知识宝库，凝聚着中华民族特有的精神价值、思维方法、生命理论和医疗经验，不仅对于传承中医学术具有重要的历史价值，更是现代中医药科技创新和学术进步的源头和根基。保护和利用好中医药古籍，是弘扬中国优秀传统文化、传承中医学术的必由之路，事关中医药事业发展全局。

　　1949 年以来，在政府的大力支持和推动下，开展了系统的中医药古籍整理研究。1958 年，国务院科学规划委员会古籍整理出版规划小组在北京成立，负责指导全国的古籍整理出版工作。1982 年，国务院古籍整理出版规划小组召开全国古籍整理出版规划会议，制定了《古籍整理出版规划（1982—1990）》，卫生部先后下达了两批 200 余种中医古籍整理任务，掀起了中医古籍整理研究的新高潮，对中医文化与学术的弘扬、传承和发展，发挥了极其重要的作用，产生了不可估量的深远影响。

　　2007 年《国务院办公厅关于进一步加强古籍保护工作的意见》明确提出进一步加强古籍整理、出版和研究利用，以及

"保护为主、抢救第一、合理利用、加强管理"的方针。2009年《国务院关于扶持和促进中医药事业发展的若干意见》指出，要"开展中医药古籍普查登记，建立综合信息数据库和珍贵古籍名录，加强整理、出版、研究和利用"。《中医药创新发展规划纲要（2006—2020）》强调继承与创新并重，推动中医药传承与创新发展。

2003～2010年，国家财政多次立项支持中国中医科学院开展针对性中医药古籍抢救保护工作，在中国中医科学院图书馆设立全国唯一的行业古籍保护中心，影印抢救濒危珍本、孤本中医古籍1640余种；整理发布《中国中医古籍总目》；遴选351种孤本收入《中医古籍孤本大全》影印出版；开展了海外中医古籍目录调研和孤本回归工作，收集了11个国家和2个地区137个图书馆的240余种书目，基本摸清流失海外的中医古籍现状，确定国内失传的中医药古籍共有220种，复制出版海外所藏中医药古籍133种。2010年，国家财政部、国家中医药管理局设立"中医药古籍保护与利用能力建设项目"，资助整理400余种中医药古籍，并着眼于加强中医药古籍保护和研究机构建设，培养中医古籍整理研究的后备人才，全面提高中医药古籍保护与利用能力。

在此，国家中医药管理局成立了中医药古籍保护和利用专家组和项目办公室，专家组负责项目指导、咨询、质量把关，项目办公室负责实施过程的统筹协调。专家组成员对古籍整理研究具有丰富的经验，有的专家从事古籍整理研究长达70余年，深知中医药古籍整理研究的重要性、艰巨性与复杂性，履行职责认真务实。专家组从书目确定、版本选择、点校、注释等各方面，为项目实施提供了强有力的专业指导。老一辈专家的学术水平和智慧，是项目成功的重要保证。项目承担单位山东中医药大学、南京中医药大学、上海中医药大学、福建中医药大学、浙江省中医药研究院、陕西省中医药研究院、河南省中医药研究院、辽宁中医药大学、成都中医药大学及所在省市中医药管理部门精心组织，充分发挥区域间互补协作的优势，并得到承担项目出版工作的中国中医药出版社大力配合，全面推进中医药古籍保护与利用网络体系的构建和人才队伍建设，使一批有志于中医学术传承与古籍整理工作的人才凝聚在一起，研究队伍日益壮大，研究水平不断提高。

本着"抢救、保护、发掘、利用"的理念，该项目重点选择近60年未曾出版的重要古医籍，综合考虑所选古籍的保护价值、学术价值和实用价值。400余种中医药古籍涵盖了医经、基础理论、诊法、伤寒金匮、温病、本草、方书、内科、外科、女科、儿科、伤科、眼科、咽喉口齿、针灸推拿、养生、医案医话医论、医史、临证综合等门类，跨越唐、宋、金元、明以迄清末。全部古籍均按照项目办公室组织完成的行业标准《中医古籍整理规范》及《中医药古籍整理细则》进行整理校注，绝大多数中医药古籍是第一次校注出版，一批孤本、稿本、抄本更是首次整理面世。对一些重要学术问题的研究成果，则集中收录于各书的"校注说明"或"校注后记"中。

"既出书又出人"是本项目追求的目标。近年来，中医药古籍整理工作形势严峻，老一辈逐渐退出，新一代普遍存在整理研究古籍的经验不足、专业思想不坚定等问题，使中医古籍整理面临人才流失严重、青黄不接的局面。通过本项目实施，搭建平台，完善机制，培养队伍，提升能力，经过近5年的建设，锻炼了一批优秀人才，老中青三代齐聚一堂，有效地稳定了研究队伍，为中医药古籍整理工作的开展和中医文化与学术的传承提供必备的知识和人才储备。

本项目的实施与《中国古医籍整理丛书》的出版，对于加强中医药古籍文献研究队伍建设、建立古籍研究平台，提高古籍整理水平均具有积极的推动作用，对弘扬我国优秀传统文化，推进中医药继承创新，进一步发挥中医药服务民众的养生保健与防病治病作用将产生深远影响。

第九届、第十届全国人大常委会副委员长许嘉璐先生，国家卫生计生委副主任、国家中医药管理局局长、中华中医药学会会长王国强先生，我国著名医史文献专家、中国中医科学院马继兴先生在百忙之中为丛书作序，我们深表敬意和感谢。

由于参与校注整理工作的人员较多，水平不一，诸多方面尚未臻完善，希望专家、读者不吝赐教。

国家中医药管理局中医药古籍保护与利用能力建设项目办公室
二〇一四年十二月

许序

"中医"之名立，迄今不逾百年，所以冠以"中"字者，以别于"洋"与"西"也。慎思之，明辨之，斯名之出，无奈耳，或亦时人不甘泯没而特标其犹在之举也。

前此，祖传医术（今世方称为"学"）绵延数千载，救民无数；华夏屡遭时疫，皆仰之以度困厄。中华民族之未如印第安遭染殖民者所携疾病而族灭者，中医之功也。

医兴则国兴，国强则医强。百年运衰，岂但国土肢解，五千年文明亦不得全，非遭泯灭，即蒙冤扭曲。西方医学以其捷便速效，始则为传教之利器，继则以"科学"之冕畅行于中华。中医虽为内外所夹击，斥之为蒙昧，为伪医，然四亿同胞衣食不保，得获西医之益者甚寡，中医犹为人民之所赖。虽然，中国医学日益陵替，乃不可免，势使之然也。呜呼！覆巢之下安有完卵？

嗣后，国家新生，中医旋即得以重振，与西医并举，探寻结合之路。今也，中华诸多文化，自民俗、礼仪、工艺、戏曲、历史、文学，以至伦理、信仰，皆渐复起，中国医学之兴乃属必然。

迄今中医犹为国家医疗系统之辅，城市尤甚。何哉？盖一则西医赖声、光、电技术而于20世纪发展极速，中医则难见其进。二则国人惊羡西医之"立竿见影"，遂以为其事事胜于中医。然西医已自觉将入绝境：其若干医法正负效应相若，甚或负远逾于正；研究医理者，渐知人乃一整体，心、身非如中世纪所认定为二对立物，且人体亦非宇宙之中心，仅为其一小单位，与宇宙万象万物息息相关。认识至此，其已向中国医学之理念"靠拢"矣，虽彼未必知中国医学何如也。唯其不知中国医理何如，纯由其实践而有所悟，益以证中国之认识人体不为伪，亦不为玄虚。然国人知此趋向者，几人？

国医欲再现宋明清高峰，成国中主流医学，则一须继承，一须创新。继承则必深研原典，激清汰浊，复吸纳西医及我藏、蒙、维、回、苗、彝诸民族医术之精华；创新之道，在于今之科技，既用其器，亦参照其道，反思己之医理，审问之，笃行之，深化之，普及之，于普及中认知人体及环境古今之异，以建成当代国医理论。欲达于斯境，或需百年欤？予恐西医既已醒悟，若加力吸收中医精粹，促中医西医深度结合，形成21世纪之新医学，届时"制高点"将在何方？国人于此转折之机，能不忧虑而奋力乎？

予所谓深研之原典，非指一二习见之书、千古权威之作；就医界整体言之，所传所承自应为医籍之全部。盖后世名医所著，乃其秉诸前人所述，总结终生行医用药经验所得，自当已成今世、后世之要籍。

盛世修典，信然。盖典籍得修，方可言传言承。虽前此50余载已启医籍整理、出版之役，惜旋即中辍。阅20载再兴整理、出版之潮，世所罕见之要籍千余部陆续问世，洋洋大观。

今复有"中医药古籍保护与利用能力建设"之工程，集九省市专家，历经五载，董理出版自唐迄清医籍，都400余种，凡中医之基础医理、伤寒、温病及各科诊治、医案医话、推拿本草，俱涵盖之。

噫！璐既知此，能不胜其悦乎？汇集刻印医籍，自古有之，然孰与今世之盛且精也！自今而后，中国医家及患者，得览斯典，当于前人益敬而畏之矣。中华民族之屡经灾难而益蕃，乃至未来之永续，端赖之也，自今以往岂可不后出转精乎？典籍既蜂出矣，余则有望于来者。

谨序。

第九届、十届全国人大常委会副委员长

许嘉璐

二〇一四年冬

王 序

中医学是中华民族在长期生产生活实践中，在与疾病作斗争中逐步形成并不断丰富发展的医学科学，是中国古代科学的瑰宝，为中华民族的繁衍昌盛作出了巨大贡献，对世界文明进步产生了积极影响。时至今日，中医学作为我国医学的特色和重要医药卫生资源，与西医学相互补充、相互促进、协调发展，共同担负着维护和促进人民健康的任务，已成为我国医药卫生事业的重要特征和显著优势。

中医药古籍在存世的中华古籍中占有相当重要的比重，不仅是中医学术传承数千年最为重要的知识载体，也是中医为中华民族繁衍昌盛发挥重要作用的历史见证。中医药典籍不仅承载着中医的学术经验，而且蕴含着中华民族优秀的思想文化，凝聚着中华民族的聪明智慧，是祖先留给我们的宝贵物质财富和精神财富。加强对中医药古籍的保护与利用，既是中医学发展的需要，也是传承中华文化的迫切要求，更是历史赋予我们的责任。

2010 年，国家中医药管理局启动了中医药古籍保护与利用能力建设项目。这既是传承中医药的重要工程，也是弘扬优秀民族文化的重要举措，不仅能够全面推进中医药的有效继承和创新发展，为维护人民健康做出贡献，也能够彰显中华民族的璀璨文化，为实现中华民族伟大复兴的中国梦作出贡献。

相信这项工作一定能造福当今，嘉惠后世，福泽绵长。

国家卫生与计划生育委员会副主任

国家中医药管理局局长

中华中医药学会会长

王国强

二〇一四年十二月

马 序

  新中国成立以来，党和国家高度重视中医药事业发展，重视古籍的保护、整理和研究工作。自 1958 年始，国务院先后成立了三届古籍整理出版规划小组，分别由齐燕铭、李一氓、匡亚明担任组长，主持制订了《整理和出版古籍十年规划（1962—1972）》《古籍整理出版规划（1982—1990）》《中国古籍整理出版十年规划和"八五"计划（1991—2000）》等，而第三次规划中医药古籍整理即纳入其中。1982 年 9 月，卫生部下发《1982—1990 年中医古籍整理出版规划》，1983 年 1 月，中医古籍整理出版办公室正式成立，保证了中医古籍整理出版规划的实施。2002 年 2 月，《国家古籍整理出版"十五"（2001—2005）重点规划》经新闻出版署和全国古籍整理出版规划领导小组批准，颁布实施。其后，又陆续制定了国家古籍整理出版"十一五"和"十二五"重点规划。国家财政多次立项支持中国中医科学院开展针对性中医药古籍抢救保护工作，文化部在中国中医科学院图书馆专门设立全国唯一的行业古籍保护中心，国家先后投入中医药古籍保护专项经费超过 3000 万元，影印抢救濒危珍、善、孤本中医古籍 1640 余种，开展了海外中医古籍目录调研和孤本回归工作。2010 年，国家财政部、国家中医药管理局安排国家公共卫生专项资金，设立了"中医药古籍保护与利用能力建设项目"，这是继 1982～1986 年第一批、第二批重要中医药古籍整理之后的又一次大规模古籍整理工程，重点整理新中国成立后未曾出版的重要古籍，目标是形成并普及规范的通行本、传世本。

为保证项目的顺利实施，项目组特别成立了专家组，承担咨询和技术指导，以及古籍出版之前的审定工作。专家组中的许多成员虽逾古稀之年，但老骥伏枥，孜孜不倦，不仅对项目进行宏观指导和质量把关，更重要的是通过古籍整理，以老带新，言传身教，培养一批中医药古籍整理研究的后备人才，促进了中医药古籍保护和研究机构建设，全面提升了我国中医药古籍保护与利用能力。

作为项目组顾问之一，我深感中医药古籍保护、抢救与整理工作的重要性和紧迫性，也深知传承中医药古籍整理经验任重而道远。令人欣慰的是，在项目实施过程中，我看到了老中青三代的紧密衔接，看到了大家的坚持和努力，看到了年轻一代的成长。相信中医药古籍整理工作的将来会越来越好，中医药学的发展会越来越好。

欣喜之余，以是为序。

中国中医科学院研究员

马继兴

二〇一四年十二月

校注说明

《温氏医案》为清末医家温存厚的著作。温存厚,字载之,重庆人,官至总兵。具体生卒年代不详。

书中收载的48则治疗验案,多为各科临床常见病证,辨证准确,处方精当,便于指导临床治疗。现存版本共有两种。此次校注,因清光绪十二年(1886)温氏自刻本内容完整,刊刻年代较早,故作为底本,以光绪十三年(1887)郑文益堂刻本为校本。

本次校注整理遵循以下原则:

1. 全书统一采用简体横排,按内容进行分段。

2. 凡底本中的繁体字改为简化字,俗体字改为正体字,统一径改,不出校记。部分异体字、古字直接径改,如"捄"同"救","闇"同"暗","徧"同"遍","沈"同"沉","胎"同"苔",不出校说明。通假字于首见处出注说明。

3. 采用现代标点方法,对原书进行标点句读。

4. 对疑难冷僻字词加以注音和解释。

5. 原书卷首"蜀渝州温存厚载之氏著,男仁椿友松、仁焜晴岚,侄仁枢北庵,仁澍雨村同校字"等语,今一并删去。

李 序

天下之患，常忽于至微，而酿于心之弗探其要。当其萌蘖①甫②兆，有识者审几察变，洞测夫祸患从出之源，起而匡正补救之。虽有大难，隐然消弭③于无形；委而属之暗庸④卤莽之夫，则颠倒错乱，措置益乖，势且溃败而不可收拾。身之有疾，亦犹是也。风温病象，初发绝类伤寒，而根源寒热悬殊，治法迥异。前贤论著奥深，亦颇源流歧混，后人鲜识指归，临证贸然，往往滋误，心窃悯焉。岁庚午，承乏⑤巴邑，与温君载之同官，相得甚欢。其襟宇渊雅，不类武人，而才识闳博。谈兵之暇，旁涉轩岐，能穷其精微，而神明变化之。尝为人治疾，所活甚众。会刘甥辑五婴病，医者以伤寒法疗之濒殆，君至则力主风温，诊辨精确，投药立瘳。余既欣愕钦服，因就商曰：君治温疾信神妙，顾海宇广矣，安得如君者数什伯辈，而遍济之？无已，则盍笔之于书，以告来者。君曰：是余志也。今年春撰著斯编，附缀医案，邮寄见示，且索弁言，披绎数过。其探本也，如涉昆仑而穷河流之源；其辨证也，如然犀牛渚而幽怪毕现⑥。询可谓此患而能探其要者矣。亟付手民，冀广流传，

---

① 萌蘖：萌发的新芽，喻指事物的开始。
② 甫：方才，刚刚 。
③ 消弭：消除，平息。
④ 暗庸：愚昧无能。
⑤ 承乏：承继暂时无适当人选的职位。
⑥ 然犀牛渚而幽怪毕现：指洞察奸邪的意思。然，通"燃"。《晋书·温峤传》："至牛渚矶，水深不可测，世云其下多怪物，峤遂毁犀角而照之。须臾，见水族覆火，奇形异状，或乘马车著赤衣者。"

庶临证者奉为指南，及早辨审，不至溃败而不可收拾。是则有以拯斯云夭枉之厄，而补阴阳造化之偏也，岂其微哉！是为序。

光绪十三年仲夏上澣调署资州直隶州知邛州事愚弟李玉宣拜题

自 序

　　尝闻用药如用兵，治疾如治国，谓其所关系者甚大，所补救者甚宏，究非浅尝辄止者，能测其底蕴者也。夫用兵，险事也，社稷之存亡系焉；治国，重权也，生民之长养赖焉。医之为术，亦复类是。予束发受书①，弱冠从戎，而于岐黄一道，未暇探讨。咸丰间，出师黔楚，转战蜀中，见士卒蒙犯风霜，感受湿秽，苦无良医，病多不起，予触目而心恻焉，乃留心医学，无非利己利人，迄今三十余载。将历年治验诸方随时笔记，聊以自证，非敢授人。兹因李太守听斋嘱，将治温要诀及历年医案，命予述出，以公同好。予一介武夫，乌能以管窥之见炫诸当世耶？奈听斋济世心肫②，函促再四，不揣固陋，订为编目，酌核之余，终觉词旨肤浅，不堪示人，尚冀高明之士更从而正之，或可稍释汗颜矣。

　　　　时光绪十二年岁次丙戌仲秋月中浣渝州温存厚载之叙于荆花楼

---

①　束发受书：从成童之年开始接受文化教育。
②　肫（zhūn 谆）：诚恳、真挚的样子。

目 录

温病 …………… 一

瘟疫 …………… 六

伤寒 …………… 六

咳嗽 …………… 七

痰饮 …………… 八

吐涎沫 …………… 八

吐血 …………… 九

祟病 …………… 一〇

疯魔 …………… 一一

汗喘 …………… 一二

痹症 …………… 一二

风燥 …………… 一三

忧疾 …………… 一三

痰喘 …………… 一四

戴阳 …………… 一五

痢疾 …………… 一五

休息痢 …………… 一六

喉症 …………… 一七

干咳便闭 …………… 一八

目疾 …………… 一八

泄泻 …………… 一九

痔 …………… 二一

腹痛 …………… 二一

大便闭塞 …………… 二二

伤食 …………… 二二

中痰 …………… 二三

水肿 …………… 二三

气肿 …………… 二四

吐泻 …………… 二五

饿病 …………… 二六

痰厥 …………… 二七

伤寒 …………… 二八

头痛 …………… 二八

呕吐 …………… 二九

因惊停食 …………… 二九

年老气喘 …………… 三〇

腰痛 …………… 三一

发痧 …………… 三一

经闭 …………… 三二

血崩 …………… 三二

安胎 …………… 三三

误胎为痞 …………… 三四

急惊风 ………………… 三五　　疯狗咬方 ………………… 三七

痘后虚症 ………………… 三六　　辟催生论 ………………… 三八

慢惊 ………………… 三六

精毒 ………………… 三六　　校注后记 ………………… 四一

温 病

　　癸酉三月，邑侯李听翁之外甥刘辑五得染温病，被医误治，遂成烦躁不眠，两目直视，大小便闭，津液枯涸，舌起芒刺，危在顷刻。延医满座，各出心裁，或议温补，或议攻下，纷纷不决。延余往视，因各医议论不同，取决于余。诊其六脉浮洪兼数，重按无力，所现各症皆因前医误用温散，助其蕴热，耗干津液，已成坏症。此时再用温补，定成亡阴之症，并非实火，攻下不宜。余即拟用人参白虎汤，外加元参、麦冬、生地、连翘、前仁①、花粉滋润之品生其津液。幸听翁平日信任之专，照方煎服，服后酣眠。次日往诊，前症俱减大半，仍照原方再服而热退津回，大小便俱通。随用清润之品，调理月余始痊。然此病入脏最深，拔去匪易，是以需日甚久也。后因马养斋大令之胞弟仲容亦患此病，与前症大略相同，余依用前法而瘳。

　　戊寅夏初，余奉檄代庖叠溪营守备②，小子仁焜、仁澍随侍前往。途次永川，仁澍染患风温之症，发热，不恶寒而渴。始用清凉散以解表，其热稍退。惟渴欲饮水，烦

---

　　① 前仁：指车前子。
　　② 营守备：清代绿营统兵官分领营兵，称"营守备"，位在"都司"之下，为正五品之武官。

躁不眠，大便闭结，时作谵语，继用加味白虎汤以涤内热，连服数剂，始得汗解神清。惟小便短涩，色如柏汁，随用猪苓汤利水祛热，并育其阴，小便随利。后用竹叶石膏汤，调理而愈。但途次之间，夫马费用，势难憩息，若非知医，则日行一站，日更一医，寒热乱投，攻补互用，鲜不误事。可见医之一道，匪特济人，先能利己。但冀读书明理之士，课读之余，留心医道。诚如仲师所云：上以疗君亲之疾，下以济贫贱之厄，中以保身长全以养其生，是乃仁术之一端也。

涪州少牧娄尧廷之太姻母姚姓者，年六十余，染患温病，被医误用辛温发散，已成危症，延余诊治。见其两目直视，对烛不见其光，舌起芒刺，昏不知人，身热如火，诊其脉洪大无伦，重按无力。论法温病，目盲者死，俱为不治之症。医乃活人之术，一息未断，岂忍坐视？病家力求挽救，余即慨然自任，即用人参白虎汤，重加元参、二冬、生地、银花、连翘、花粉、车前仁等味，令其浓煎频服。旁有一人，请用承气汤以下之。余晓之曰：承气汤系泊阳明实火，此为温病，乃热邪布濩①于上焦，宜辛凉润剂，以泄其上焦之热，若用下药，必然气脱而死。次日延视，入门见其欣欣然有喜色，云：服此药两碗即得安眠，今日目能见物，并知人事矣。余随用前方加减出入，次日

---

① 布濩（hù 护）：散布、遍布。

泻出黑水，其热如汤，调理月余方瘥。此病若遇庸手，一下必脱，是温病之不可轻于议下也。

友人李茂春之子，染患温病，发热，不恶寒而渴。诊其六脉沉细，与症不合。然温病脉象应洪数，今反沉细，仍当以症为凭，舍脉从症。徐灵胎先生《医论》云：以脉为可凭，而脉亦有时不足凭；以脉不可凭，而凿凿乎其可凭。况病之名有万端，而脉之象不过数十种。且一病而数十种之脉，无不可见，必以望、闻、问三者合而参观之，亦百不失一矣。余仍用辛凉甘寒治温之法治之，数剂而愈。夫症者，证也，最为可凭，脉象不过参阅耳。然亦有舍症从脉者，总在医家会通经学，更深思有得，则无所不验矣。

忠州广文黄东阳之子，年甫十三，春日病温，所见发热恶寒，口不渴而微思热饮。医用辛温表散，愈剧，延余诊视。审其六脉洪数有力，询其小便短涩，时而鼻衄，似此全非寒症，乃属风温也。但风温一症，首以恶寒而渴为辨，此病外症全然相反，惟脉洪、鼻衄可凭，自应舍症从脉，不然必致错误。余用小柴胡汤去人参、姜、枣，加元参、麦冬、荆芥、葛根、连翘、银花、车前仁等味，连服三剂，小便清利，鼻衄亦止，恶寒反减。再服竹叶石膏汤二剂，诸症悉退而愈。若果拘执成法，不参以脉象以及鼻衄溺短，仅以发热恶寒辨之，鲜不误事。经云热深厥亦深，即此之谓也。

余姻侄世职马荣陛，年十六龄，于夏初陡患温病，身热如火，头晕鼻衄，当即延余诊视。审其脉洪数，余告之曰：此名温病，症实凶猛，若见发热，误认为寒，辛温一投，危亡立至。谊属至亲，力任其役，但请余治，不可另延他医，恐其错误，厥咎谁归？况马氏一门，仅此一子，宗祧①所关，余不忍膜②视，故力肩重任。幸伊孀母知余有素，见余治温病屡获奇效，畀③余治疗。余始用清凉散二剂，散其表热，衄止头轻，随现口渴便闭。继用白虎汤加元、麦、生地、枳、桔等味，以荡其内热，服两剂忽而寒战，继之以大汗淋漓，湿透重衣，汗后酣然大睡，四肢冰凉，其母惶灰，恐其气脱，赶余往视。余询其出汗情状，见其脉静身凉，因晓之曰：此汗系服凉药而出，并非发出之汗，乃大吉之征，非脱象也。任其熟眠，不可惊觉。果然酣睡一夜，次日晨早，大便已通，泻出稀屎，其热臭非常。调理至十四日之久，复行发热，前症俱作，较先略轻。其母深怪自不谨慎，致有此变。余曰：此乃温病之常，不足怪也。仍用前法增减疗治，又复战汗而解。至二十余日，又复发热。余曰：因病深重，此三反也。仍前调治，复汗而解。随用清润之品，以善其后。缠绵直至两月之久，始能扶杖而行。此次若非病家信任之专，余何能尽

---

① 宗祧（tiāo 挑）：原指远祖之庙，此喻为传宗接代。
② 膜：通"漠"。《说文通训定声·豫部》："膜假借为漠。"
③ 畀（bì 毕）：给予重任。

其挚爱之忱？修园曰：医本无权，而任医之人有权。同患此病，死者数人。其母深感再造，余亦乐不可支。

蹇观察①子和，由黔江勾当公事折回渝城，陡患温症，已更数医，均不见效。观察姚公镇军联公会商，命余往视。见其舌苔如去油猪腰，面赤津干，诊其六脉洪数无伦，皆由内蕴之热灼干阴液，又兼积劳所致。余复命曰：病为不治之症，未便主方。问：尚可延缓否？余曰：恐晚间亥子之交，水不济火，必然阴脱。当即专差限日至遵义，赶其家属，果于是夜三更而卒。

余因公晋省，途次资州莲池铺，在彼暂憩，因茶社人满，即在药店少坐。见一老媪来店诊脉，气喘吁吁，须臾饮茶数次，面赤气粗。其医处以温散之方，携药而去。余曰：此媪之病，此方恐非所宜。其人讶曰：阁下必能知医。余曰：略知皮毛。其人虚心即求指示。余曰：虽未诊脉，观其外象，乃属风温之症，此病最忌温散。渠②曰：其媪系我舍亲，已服表药两剂，其热渴俱不能退，既属知医，敢求赐一良方。余曰：此白虎汤症也，外加元参、麦冬、生地、花粉、连翘等味，可服二剂。其人即照方拣药，将前方立刻换回。余即前进，嗣后③折回，问及此事，渠云：即服足下之药而愈。并云：从此知治温之法矣。感甚！

---

① 观察：清代的官职。
② 渠：他，第三人称代词。
③ 嗣后：随后。

瘟　疫

忠州黄姓，年五十余，春日患瘟疫之病。其症初起，似热非热，似寒非寒，其人身重微热，疲软头昏，胸膈痞满，舌苔厚滑，不思饮食，大小便俱不通利，其脉模糊，表里难辨，医不得法，数日必死，又传染他人。医用解表攻里，病愈加重，求治于余，余用菩提救苦汤，两剂而愈，其方重在芳香散邪，宣通脾胃。但此病与温病霄壤之隔，切勿以字音相同，混而为一。

菩提救苦汤

法夏三钱　苍术三钱　陈皮二钱　香附三钱　砂仁二钱枳壳二钱　藿香二钱　苏叶三钱　扁豆二钱　黄芩二钱　神曲二钱　薄荷二钱　厚朴二钱　查肉三钱

用生姜少许为引。

若或吐或利，加炮姜三钱，胡椒二钱，吴茱萸三钱同煎服。此方较吴又可达原饮尤妙。

伤　寒

余姻戚陈乐庄，冬日伤寒，沉迷谵语，时而烦躁。延渝城之素号名医者诊治，见其烦躁谵语，认为热症，妄用知、柏、元、麦等药，其烦更甚，连服数剂，人事沉迷，已濒于危。举家惶恐，延余诊视。审其六脉沉细兼紧，乃少阴伤寒之症。《论》①云：少阴之为病，脉微细，但欲寐。《内经》云：少阴之上，君火主之。又云：阴中之阴，肾也。此病寒入肾经，何得妄用寒凉之品，几殒其生？即用麻黄附子细辛汤，因误服凉药，略加干姜以助附子之力。服药后，谵止燥宁，神识清楚，若再稍迟，则无济矣，随用调理之药数剂而愈。

咳　嗽

丁伯度司马之子，年甫一龄，于冬日患咳嗽之症，时医用润肺止咳之剂，愈服愈咳，一连十余日，更易数医，愈形沉重，夜间尤甚，一咳百余声，大有不起之势，始延余诊视。见其经纹直透三关，色黯而沉，吼喘不上，鼻孔扇动，神识昏迷，已濒于危。余云：此症系寒入肺窍，因医误用滋润之品，以致寒邪闭锢，清道壅塞，是以如此，斯时急宜用小青龙汤驱寒外出，其咳自止。伯度晚年得子，见有麻黄、细辛，恐其过于发散，意尚犹豫。余力肩其任，斯时病至危笃，非此方不能挽回，若再用寻常套方不可救药。伯度见其言之确凿始行，与服一剂而减去大半，因闭锢太深，三剂全愈。盖小儿之病，除痘麻而外，与大人无异。仲景之方，只要认症的确，用之无不神效。然医不难于用药，而难于认症，又况时医并不读仲景之

---

①　论：指《伤寒论》。

书，何由知仲景之方？误人不少，良可慨叹！

痰 饮

余友戴福田，年六十余，素有痰饮，因感冒风寒发热，市医先用温补，其热愈甚。连更数医，寒温散泻，倒行逆施，病已危殆，始延余治。审其六脉微细，询其病状，精神倦怠，时热时止，夜间沉迷，常作谵语，不思饮食，四肢酸软。因其服药杂乱，阴阳混淆，余先用小柴胡汤一剂，使其腹中转枢，然后再定治病之方。次日复诊，据云服药后腹中漉漉有声，昨夜两足冰冷，仍然谵语不休，已令其子预备后事。余曰：无妨。此为少阴水气凌心以致神识昏迷，真阳上浮以致谵语，足冰实因误下以致如此。余即用真武汤以镇水回阳，一剂足暖，神清谵语悉退，随用祛痰利湿之剂而愈。至于温补，概未施用，可见病不难治，难于认症耳！

吐涎沫

余内子因大病后脾虚神倦，时吐涎沫，不思饮食，夜间失眠，六脉濡弱。适余亦在病中，延请渝城老医陈九一先生调治，谓其脾湿气虚，处以理脾涤饮之剂，温中祛湿之品，余以为然，乃香砂六君子汤之类连服数剂，如以水沃焦，全不见效，吐沫更甚，一日数碗，每剂茯苓用至二两，其湿并不见利，余心甚愁。晚间假寐，偶梦先君归来，示以药未投症，何须愁烦，当用补中益气汤以治之，余梦中遂谓，此乃脾湿之症，服恐无益。先君命之曰：补中汤能治清阳下陷，服后方知。言毕，忽而惊觉，坐以待旦，即照方拣服，果然涎止，神清安眠思食矣，仙乎仙乎！先君在世，聪明正直，年逾古稀，应观察曹颖生先生之聘，辨理团练，因黔匪猖乱，逼近川疆，并无官守，犹能带勇杀贼，捍卫生民，寿享八秩，始返仙乡，其精灵至今不爽也。

吐　血

友人王其仁，年甫强仕，体素健壮，因患吐血之症，服滋阴清热之品，旋愈旋发，绵延两年之久，人渐虚羸，向余求治。诊其六脉沉细兼迟，此乃真阳不足，血失运化，蓄积于胃，是以作吐，不知曾服凉药否？渠云：各医所开之方均是清热凉血，但屡服不效，精神衰惫，四肢无力，祈为指示。余晓之曰：经云中焦受气，取汁变化而赤，是谓之血。血之流溢，半随冲任而行于经络，半散于脉分布而充肌腠皮毛。若外有所感，内有所伤，则血不循经，上蓄于胃则为吐血。足下之病，脾阳不足，血失运化，停蓄于胃，以致作吐。又《内经》云：血气者，喜温而恶寒，寒则涩而不流，温则消而去之。又《褚氏遗书》云：血虽阴类，运之者，其阳和乎。又气为将帅，血为卒徒，未有将行而卒不行者，此数则可为治血之要诀。余遂用香砂六君子汤外加姜、附、黄芪。渠见此方，大有诧异之状，并云：胸前作胀，吐时尤甚，口现作干，然而不渴。余云：此乃中气虚弱，假热之象，如系实火，必思冷饮，况凉药曾经屡服，俱不见效，余用此法治好多人。壮其胆，始行煎服，服一剂减去大半，并云：怪哉！前服凉药口干愈甚，今服温补之剂，反为不渴，口有津液，是何义也？请申其说。余曰：夫口中之津液，犹甑中之气水，釜底有火，蒸气上腾，犹人之津液上升，足下阴霾填胸，阻遏阳气，以致津干，用凉药生津世人皆知，用热药生津人多惑疑。由此疑释，连服三剂，胸不作胀，胃开思食，血亦不吐，遂尔全愈。夫吐血之症，阴阳俱有，阳症十之一二，阴症十之八九。阳症易认，必现口渴饮冷，脉必洪数有力，或由过食椒、姜、烧酒、炙煿厚味而成，若用凉血清火之品一二剂，必大见效，未若阴症之难分别也。若果误治，久必成痨而死，愈凉愈甚，尤谓的系是火，不然屡服凉药，何以加剧？病者不知，医者更不知也，良可浩叹！

祟 病

涪州少牧娄尧廷夫人，忽然发热，神昏谵语，不食不寝，延余诊视。审其脉，乍大乍小，余云：此系祟病，但不知昏迷中谵语云何？彼时尧廷赴省验看，其内亲云：邪祟实属有因，缘尧廷胞兄在省新故，乏嗣。当年曾许过继一子，因尧廷未回，尚未招魂设灵，突于昨晚病作谵语，魂附伊体，所云乃系此事，语毕，沉迷不省人事。余令其即烧鬼哭穴，一灼即苏，问其所云，全然不知。余即令其设灵焚帛，以安其魂，缘鬼有所归，则不为厉，随用清心化痰之剂，一服而愈。凡治病当先知其所因，则易为治。邪祟一门，除冤孽命债而外，无有不可解释者。

按：鬼哭穴在手大指甲外侧中间，须两指并拢，平中一燋，其人必苏，其邪自去。

疯魔

同寅某之夫人，年约三十，素患疯魔，时愈时发，遍访名医，百无一效。嗣来渝城，复患寒热往来、食入即吐之症。延余视之，诊其脉杂乱无伦，即用小柴胡汤加减，两剂新病悉退，请余治其疯魔。询知此病业经数载，寒温补泻无所不服，祈神禳解①均无效验。余即用磁砂丸，然此丸能治癫狂，盖朱砂禀南方之赤色入通于心，能降无根之火而安神明，磁石禀北方之黑色入通于肾，吸肺金之气以生精，坠炎上之火以定志，神志清明，狂病自已。殊不知病者一见此丸即大骂不休，谓是何人用此毒药杀害于我，夺药弃地，拼死不服。余令杂以他药进之，亦谓何必欺我，仍用此毒药。盖因内有朱砂，凡鬼皆以朱砂为火

---

① 禳（ráng禳）解：向神祈求解除灾祸。禳，古代以祭祷消除灾祸的一种迷信活动。

也，是以畏之，始终不服，不数日，因夫出署，闭户自缢
而死。闻此妇素行端谨，不知是何冤孽，卒不可解释也。
世人须当多行善事，以忠孝为本，若负命债，虽隔世亦要
偿还，此亦天道之当然，各宜猛省法术终无益也。

汗　喘

葛味荃署忠州刺史时，于夏日半夜忽患汗喘吐泻之
症，余时任汛事署在城外。俟天明，延余诊视，其脉浮
无力，大汗大喘，吐泻兼作，腰疼欲折，其势甚危。署
中有知医者，已拟用藿香正气散，窃幸煎而未服。余谓
此症系由肾水上泛，真阳外浮，若服散剂必至暴脱，况
夏日阳浮于外，阴伏于内，乃真阳外浮之症，并非感冒，
实邪正气散，断不可服。即用真武汤招阳镇水，汗喘自
止，一剂喘汗俱平，二剂吐泻皆止，随用温肾固脾之药
调理而愈。

痹　症

涪州牧伯①阮叙九之书记张姓者，年二十余，染患痹
症。市医见其四肢浮肿，脉沉，气喘，认为虚弱，概用补
法，愈补愈剧，奄奄待毙。众见病笃，始禀知伊主，牧伯
心存恻隐，不忍膜视，延余诊视。审其六脉沉细无力，四

---

① 牧伯：州郡长官。

肢肿胀，胸满气喘，余曰：此名痹症，系风寒湿三者相合而成，若再服补药，必气阻而死。余即用麻黄附子细辛汤重加利湿之品，旁观者深为诧异，见人弱如此，尚堪麻附之猛烈耶？经云有故无殒，即俗云有病则病受之谓也。服一剂，喘平肿消，随用加减之法，数剂而愈。

风　燥

　　世交陈子徽茂才之父，年逾六旬，于夏日陡患风燥之症，烦扰不宁，势甚危殆，饮以驱风之剂愈甚。延余诊视，见其两目发赤，神识恍惚，诊其六脉浮洪，左关数而无力，余曰：此乃肝家血虚、燥风暴作之症，若照外感祛风，其风愈劲，即用养血平肝、清润之品略加荆芥、薄荷辛凉之类，一剂而风息，两剂躁扰宁，随用补血之剂而愈。子徽留心医学，谓余曰：症极凶猛，药极平淡，何以奏效神速？请申其说。余曰：生万物者，风，杀万物者，亦风，此名燥风害物者也。肝属木，主风，因血不足，木失其养，则为干木。木能生火，火能生风，风火相煽，燥风暴作。况夏日心火主令，火性就燥，愈助其威，并非外感之风。若用桂枝、羌、苏之类祛风，则愈助其燥。余所用之方系本《内经》风淫于内，治以甘寒，乃柔润熄风法也。子徽心感，作长歌以赠予。

忧　疾

　　余姑父张竹痴封翁，工书善画，年逾古稀，体尚康强。因其子应禄，由巫山营外委①出师广西，转战江浙，初次克复杭州城后，即奏署杭州协副将，因救援嘉兴，战殁于嘉。音耗传来，封翁忧思成疾，遂得哽噎之症，数日不食，屡濒于危。呼余往治，诊其两寸浮洪兼滑，乃气逆痰阻，用加味逍遥散和二陈汤以舒肝降逆，清热化痰，两剂稍松，微进饮食，然胸前终觉不快。继奉论旨大沛②：殊恩张应禄照提督阵亡，例议恤予，谥壮愍。御撰祭文，遗官读文致祭，入祀京都、嘉兴及重庆原籍昭忠祠，并赐世袭骑都尉兼一云骑尉，查取履历，交国史馆立传。封翁得见此文，遂喟然叹曰：圣恩高厚，吾儿尽忠报国，死得③其所矣，吾复何憾！又兼余胞姊许字壮愍未结缡④而遂出征，自请过门守贞，侍奉甘旨，封翁闻之，胸中之忧郁不药而解，后遂康强如初。昔人云七情之病非药饵所能愈，信不诬也！

痰 喘

联军门星阶镇重庆时，余隶麾下，有疾皆令余治，优礼有加，赏识逾分，委权巴汛，四历星霜⑤，感恩知己，兼而有之。嗣奉督宪饬回忠州本任，乙亥冬，忽患痰喘之症，医家误认肾虚作喘，概用滋阴补肾之剂，其喘愈甚，

---

① 外委：清代职位低级的武官。
② 大沛：宋代市语谓赦免之恩。沛，指恩泽。
③ 得：原作"的"，据文义改。
④ 结缡（lí 离）：系上佩巾。此指女子出嫁。
⑤ 星霜：星辰一年转动一周，霜每年遇寒而降，因此以星霜代指年岁。

渝城不少名医遍延无效，气息奄奄，众皆束手，不得已飞函赶余回重医治。来使舟行下流如飞，一昼一夜即到，但忠距重陆路八站之遥，兼程而进，恰只四朝，到时晋谒，见其人事恍忽，痰声如锯，气喘吁吁，诊其六脉沉迟，四肢冰冷，此乃水泛为痰，阴霾用事，何堪滋阴之腻？如再稍迟必气高不反矣。余即用真武汤回阳镇水，连服二剂，随得厥回气平，继用苓①桂术甘及六君子汤调理而愈。

戴　阳

吾邑张方伯佑之，年逾古稀，由闽致仕归来，辨理团练，见其精神矍铄。癸酉冬，在乡庄感冒风寒，缠绵日久。方伯与观察姚公雅称莫逆，余亦受知于姚公，是以命余往视。见其园林清雅，梅花纵横，室宇萧疏，家风淡泊，心窃慕之。诊其六脉浮芤，舌蹇面赤，毫无病象，家人辈见其神识尚清，俱以为不妨。余告之曰：此名戴阳之症，由肾水枯竭，真阳上浮，高年最忌，疾不可为，未便拟方，早宜预备后事。告辞而去，晋向姚公述其所以，深为惋惜，三日后讣闻至矣。

痢　疾

叶炯亭夏日患痢，日数十行，其人身体孱弱，贪吸洋烟，医用固气温中补肾之药，即姜、附、参、术、熟地等

---

① 苓：原作"芩"，据文义改。

味，愈补愈痢，甚至饮食不思，吸烟无味，心慌意乱，气坠欲脱。延余诊治，审其六脉虚细，惟两寸带浮，细问病从何起？云系前日暴雨微寒，过贪凉爽，是夜忽而作泻，服药两剂，遂变而为痢，连更数医，均谓中寒，今更沉重。余曰：不然，是由寒邪陷入，即应表散。渠云：气往下坠，表药恐非所宜。余曰：此时首在开门逐贼，病去方可议补。遂用仓廪散并宜覆取微汗。渠更惊疑，云：恐汗出气脱。余曰：有邪去邪，不致伤正，若不出微汗，则邪无去路，恐无救矣。见余言之确凿，始行允服。次日延诊，喜云其药甚效，微汗后通身清爽，痢亦遂止。余改用和中固气之品调理而愈。

余邻居林姓夏日患痢，医用香连丸剂与服，其痢更甚，一昼夜数十行，腹中疠痛，医谓暑毒滞于肠间，即应攻下，遂用承气汤，痢愈加重，力不能支。家人彷徨，求余诊视，审其六脉沉迟，四肢微冷，舌苔白滑，此乃夏日伏阴在内，伤于生冷，以致腹痛作痢，若再用通利之药，必致气脱而死。其医必误会《内经》通因通用之一语，殊知非此病之谓也。若系热毒滞于肠间，用下以逐其热，热尽痢止。此乃寒邪，何得妄下？余用四逆汤加枳壳、吴萸以行寒滞之气，两剂告痊。夫痢疾一症，各有所因，其纲凡四：曰陷邪，曰秋燥，曰暑毒，曰寒滑。各有主方，不可拘于成法，概用苦寒，痢疾三方，不可尽信。

休息痢

涪州乡绅陈小霞患泻，被医误治，遂成休息痢之症，缠绵十六年之久，向余求治。述及曩^①在黔省候补，因有此疾，是以请假回川，更医无数，均谓湿热为患，服清热利湿之品全不见效，闻君善医，特求诊治。审其六脉沉迟，两尺尤甚，余曰：并非湿热，此乃陈寒冷积盘结下焦，实因肾命火衰不能蒸化，是以胶结莫解，但此病惟日已久，蒂固根深，非数剂所能愈，应用四神丸加姜、附以温之。服五剂减去一半，改作丸剂，服至半年，始行全愈。

喉　症

刘云从游戎，冬日患喉痛之症，医用清火祛痰之剂数日，愈形肿大，水米不能下咽，举家惶恐，延余诊视。审其六脉沉细兼紧，观喉咙虽然肿满，其色淡红，知非实火，乃系少阴伤寒，夫少阴之脉挟咽系于舌本，热为寒逼，是以上犯以致喉痛，若再服凉药，必然气闭而死。余用麻黄附子细辛汤，因误服凉药，寒滞中焦，复加干姜于内以温之，一剂微汗，痛肿全消，二剂而愈。

余任叠溪时，署侧有一寡媪，仅只一子，全仗刈草斫薪为活。一日忽闻哭声甚哀，询之左右，云：老媪之子患喉痛，此地无有良医又兼家贫，自拣大黄服之，其肿痛尤甚，现在水浆不入，四肢冰冷，奄奄待毙，是以其母哭而

----

① 曩（nǎng 攘）：以往，过去。

哀之。余悉之下，心甚恻然，但仅隔一墙，可令负来诊视，试看尚可救否？有一老兵欣然前往，须臾负来，诊其六脉状而不现，肢冷过肘，惟一息尚存，余即用麻黄附子细辛汤外加干姜，服一剂汗出肿消，四肢温暖，二剂全愈。熟读仲景之书，只要将症认准，投之无不立刻奏效，正所谓经方起死人而肉白骨也。

干咳便闭

友人余杏卿，于秋日偶患干咳便闭，鼻梁生疮，医云胃火太甚，用承气汤以泻其热、通其闭，连服数剂，大黄用至二两并不作泻，鼻疮愈肿，坐卧不宁。邀余视之，见其右寸洪数，时值秋令，的系肺燥之症，何得认为胃家实火？即用地黄饮子润燥清金，一剂便通咳止，三剂鼻疮全消。余友谓燥与火有何分别，请申其说。夫风寒暑湿燥火，乃天之六淫，各有专属。《经》曰：诸涩枯涸，干劲皴竭，皆属于燥。乃肺与大肠皆属阳明燥金之气也。金为生水之源，金受火克，生化之源竭，故肠枯而便闭，肺气上逆故干咳而鼻疮。若误作实火，徒耗其胃气，与肺无涉，愈泻愈差，治宜甘寒滋润之剂，甘能生血，寒能胜热，润能去燥，使金旺而水生，则火平而燥止矣。

目 疾

张姓幼女，年九岁，两目患云翳，羞见灯日之光，终日紧闭双目，按眼科去翳之法屡医不效，托友央余医治。襁负而来，拨开双睫，见其云翳满遮，见光瑟缩，审其六脉沉细，全是阴霾之气遮掩睛光。人之眼目如天之日，不容纤尘，今被遮掩，非寻常套方所能愈，应用《内经》外散之法消其阴翳，如云消日出必能见其光也。余用麻黄附子细辛汤外加干姜，令其外熏内服，三剂而愈，仲师伤寒之方何尝不能治杂病，但未之思耳。

泄　泻

友人刘星圃，患泄泻之症，被医误治，变为痢疾，小便不通，缠绵匝月，竟有一医认为木结，恣用甘遂、甘草，并杂以他药十余味，凑为一剂。病家谓：听闻甘遂与甘草相反，人虚如此，今可同服乎？医云：此名经方，非此不行。信而服之，仅服一次，即直泻不止，几乎气脱，势甚危殆，始延余诊视。见其气息奄奄，六脉沉细无力，左尺浮芤，右尺沉伏。余曰：病由肾命火衰，水泛无归，今又被妄下，肾命之火愈衰，急宜温固，遂用四神丸以温之，一剂泻止溺通，次用真武汤以回阳镇水，随用健脾补火之剂大有转机，每餐能食饭一碗。因久病尚弱，殊又另延市医王某，谓其阴虚，大加滋阴之品龟板、首乌等味，服一剂即气喘胸高，不思饮食，复延余往，诊其六脉虚小，阳气全消，譬犹一星之火猝被水浇，已经澌①灭，不能复燃，余辞不治，再延他医，三日而卒。噫！此中殆有数欤！

余姻戚金仲常，年五十余，其体素弱，于夏日陡患泄泻之症，日数十行，医用治泻时方即藿香正气散之类，全不应效，气微欲脱，奄奄待毙。延余诊视，审其六脉全无，四肢冰冷，两目重闭，人事不知，僵卧于床，惟胸前微温而已，儿女环泣求余挽救，八旬老母痛不欲生。余曰：此阴霾用事，阳微欲脱之候，病危如斯，勉尽人力，然非重剂不可，即用附子理中汤，潞党二两，焦术二两，附片一两五钱，干姜一两，炙甘草一两，浓煎频灌，只要药能下咽，交过今夜子时，尚有几希之望。次日晨早，复延余往，见其肢暖目开，欲语气微，家人辈述及昨夜将药煎浓，连灌数次，幸能下咽，腹中辘辘有声，到天明时，其目始开，审其脉，略现细微，今照原方再服一剂，次日见其身能转侧，合家共庆复生，随用温中固气调理月余而瘳。此病之生，非余意料所及，若非重剂，断难挽回。昔人云：病重药轻如以莛击钟②，病轻药重如以杵挑灯。诚然！

---

① 澌（sī 司）：尽。

② 以莛（tǐng 挺）击钟：此处是指药物难以对疾病起到治疗作用。莛，《说文解字·草部》曰"茎也"，言其声不可发也。

痔

友人虞仲卿，与余比邻，于秋初患痔，肿痛异常，医用泻火润燥之剂，服之不效，连更数医，均谓肠胃热毒下注肛门，用通利之品，其痛尤甚，身卧床褥，号呼彻夜。余闻而怜之，问其症系热毒，何以泻火全不应效，究竟病从何起？渠云：向有此痔所发，均服凉药而愈，此次因天热贪凉而发，服药不效，胀痛难当。请余诊治，审其六脉洪数，惟两寸微紧，此名两感之症，因贪凉而起，里热表寒，仅清其里未解其表，是以不效。闻之深为折服，求余主方，即用防风通圣散表里双解，一剂知，二剂已。

腹　痛

锡观察韦卿之妾，于夏日偶患腹中疠痛，吐泻交作，四肢厥逆，医谓夏日霍乱吐泻，例用正气散以和解之，其病愈甚，汗出不止。观察惶懼，延医满座，并邀余诊治，审其六脉沉伏，舌苔白滑，此必过服生冷，停滞中焦，缘夏日伏阴在内，不胜其寒，脾阳不运，是以吐泻交作，必用四逆汤大温之剂方能解释。观察谓其暑日炎天，大温恐非所宜，疑而不用，仍服别医平和之剂，不效。次日，复召余往，仍主前方，两剂全瘳。

大便闭塞

友人保襄臣之圉人①张茳，人极壮健，因夏日刈草途遇暴雨，周身尽湿，因而寒闭数日不大便，医认为火，用承气汤以下之，仍然不通，两目反为发赤，尚谓火重不能即通，还须再下，但人极困惫，饮食不思，睡床呻吟。余往坐谈，怪而问之，述其所以，余曰：何妨请我一治？欣然乐从。诊其六脉沉细兼迟，余曰：误矣，此乃寒闭并非火结，所服承气汤是以水投水，何以能下？余用麻黄附子细辛汤外加干姜以温之，遂谓明日即能大便矣。服之果然，随用理中汤调理而愈。

伤　食

官竹农大令，年逾耳顺，夜间喫吃水饺饺，因此伤食，胸前胀满，饮食少思。延医诊治，见其年高谓脾虚脉弱，遂用理中汤以温之，服后，胸逾作胀，连更数医，均云脾虚宜补，于是精神困倦，饮食不思，更加微热头昏，寒热互用。邀余往治，诊其胃脉沉细兼迟，细问起病根由，并曾服何药，遂述其所以。余曰：右关脉固是沉迟却非虚也，乃误服补剂气不充畅故耳，当舍脉从症，应用平胃散加楂肉、麦芽、莱菔、枳壳以推荡

---

① 圉（yǔ 宇）人：指养马的人。圉，养马。

之。服二剂，延余复诊，云及胸胀已消，略进稀粥，余用半消半补之剂数日而愈。今之市医，一见年高减食，不问病从何起，不辨虚实，遽谓脾虚宜补，因而补死者不知凡几。

中　痰

予内娣猝得中痰之症，人事不知，四肢发厥，痰声漉漉，延市医用驱风化痰套方，病势愈加。邀余诊治，见其六脉沉迟，是胸中无火，阴霾用事，非极热之品不能冲开寒痰，即用三生饮大热之剂，生附片三钱，生乌头三钱，生南星三钱，木香一钱，外加党参一两，一剂而苏，更用香砂六君子汤加姜附调理而愈。

水　肿

胞弟融斋年当强仕①，身体素壮，因平日夜间于静坐时，爱饮香茗，饮后辄眠，以致水停胃中，不能下输膀胱，浸入四肢，渗于肌腠，渐渐腹大气促，尚自不觉。余因代庖浮图汛务，月余未晤，偶见其鼻准发亮，两目下有卧蚕形，余告之曰：弟伤于水，现已成肿。当云：似觉肚腹胀大，行路气喘然，并不知其为水病也。余曰：即宜早治，否则蔓难图矣。诊其六脉沉迟，是水气散漫之象，伏

---

① 强仕：40 岁的代称。语出《礼记·曲礼上》："四十曰强，而仕。"

思治水肿者，当以《内经》"开鬼门，洁净府"二语为宗，《伤寒论》有小青龙汤能治水气。余遂用其全方，外加附片五钱，内温其里，外通其表，连服三剂，其汗微出，未能透彻，小便涩滞，即用五苓散利其小便，服药后，四肢股栗，周身寒战，心甚惶惑。余曰：此乃攻其巢穴，不必疑懼。约有一时之久，小便大下如注，汗湿重衣，其肿随消，此乃地气通天，气亦因之以通也。继用理脾涤饮之剂调理而愈。后余弟问故：小青龙汤乃治伤寒之剂，非治水肿之方，方书多用五皮饮，兄今用之，何以见效甚速？答曰：夫水者，阴气也，亦寒气也，小青龙汤内温外散，治饮症之良方，今用之先通其表，即开鬼门之谓也，用五苓散利小便，即洁净府之谓也，要能熟读仲师之书自能领会。此次虽然奏效，全赖吾弟信任之专，方能服至三剂之多，如果疑惑，更延他医，另用别药，定然变象多端，吉凶未可知也。

气　肿

先君在日训及强仕时，偶患气胀之症，遍体皆肿，诸药不效，医皆束手。嗣因余表兄何东升述及，伊得名医传有偏方，用沉香、砂仁各三钱，香橼片四钱，共研细末，另用鸡蛋一枚煮极老，去白用黄，将油取净，同前药和匀，分三次用，老酒冲服。服后下气如涌，其肿全消，真神方也。曩时闻此训诲，不解制方之妙，迨知医后，细绎其义，始悟方用香橼者，其气香味甘、微苦，其形圆，其色白，然形圆象天，色白入肺，其气轻清乃上焦气分之药；砂仁，气味辛温，辛能散，温能和，《本草》主宿食不消、腹中虚痛下气，则是中焦气分之药；沉香，亦气味辛温，但色黑质重，色黑入肾，质重下沉，是为下焦气分之药。夫三物者，分治三焦之气，使其流畅通行；又得鸡子黄之入中，引诸药由中而分布；用酒调服者，酒能通行百脉，无处不到，故奏效甚捷也。余因揣此方想，从仲景枳实栀子豉汤悟出。

吐　泻

友人某年五十余，偶于夏日纳凉夜坐至亥刻，腹中忽然作痛，上吐下泻，小便自遗，须臾不省人事。赶余往视，诊其六脉沉细兼迟，四肢厥冷，两目紧闭，气息奄奄，先已延有一医，拟用藿香正气散，余告之曰：所现各症，概系阴霾用事，须防脾肾之气暴脱，况夏日伏阴在内，最多此病，若服藿香正气散耗其元气，必致不救。夫正气散乃治外感四时不正之气，非治夏日阴症之方。余即用附子理中汤大剂，以回脾肾之阳。令其浓煎频服，一剂而苏，二剂即能起坐，但云胸中爽快，惟两足怕冷，是肾无火，随用真武汤两剂全愈。后读陈修园《时方歌括》藿香正气散方后载有医生郑培斋夏日患吐泻阴症，自服藿香正气散二剂，以致元气脱散，大汗大喘而殁，可不戒哉！

子胞侄仁育，年甫三龄，体素孱弱，偶于夏日陡患上吐下泻、口渴不止之症，医用利水润燥止渴之剂不效，势甚危笃。适予公出归来，静揣此症，非利水润燥止渴能愈，当责之太阴。夫太阴者，湿土也，喜燥而恶湿。按此症乃湿而兼寒之象，非清润之品所能疗，况当夏日正阴伏于内之时，因阳气不足，脾失健运之权，以致上吐下泻，作渴者，阳气不升也，急用香砂六君子汤加附片、干姜、肉桂，服一剂吐泻俱止，亦不作渴，三剂全瘳。

饿 病

余读《伤寒论》后夏日霍乱吐泻一症，谓其阴霾上干，生死顷刻，宜以理中四逆辈救之，不可妄用藿香正气散及塘西痧药①耗其正气，以致真阳暴脱，无药可救。余因忆及辛酉仲夏，住宅外偶有一人卒然倒地，昏不知人，伻者②告余曰：门外一人因中暑昏死在地，祈以痧药少许与服以救其生。余闻之，亲至门外审视，见其人年约弱冠，体貌温雅，衣衫褴褛，面有饥色，余曰：此乃因饥而仆，非中暑也，痧药断不可服。当将其人扶坐，须臾目动口张，即予以稀粥一盏，其人啜之，几欲并盏而吞，得食

---

① 塘西痧药：指塘栖痧药神效痧气丸的俗名。塘栖姚氏有家传秘方，所制神效痧气丸（紫金锭）名闻天下，远近商贾以及海外，无不珍佩于身，为栖水著名之品。

② 伻（pēng 澎）：使者。伻，使、让之意。

片刻，遂能言语，询其里居，答曰：仆①乃江浙人也，因逃难寻亲来川，中途被盗，川资告匮，而又以乞食为羞，今绝食已两日矣，倏尔仆地，幸蒙怜救，实深含感，言讫泪下数滴。余聆其言，为之恻然，言毕，又予稀粥一盏，缘久饥之人，不敢多予，恐其胀毙。因见其身空乏，余小有资助而环观者亦有倾囊，其人受赠，感谢而去。当时余若懒步，不自详看，即予以疹药，其人服之必气散而死，可见凡事俱宜审慎，不可忽略，匪特医也，识此以告世之不知药性与不知病之虚实而妄传方药者，吾恐其心虽好善而误人不知也，可不慎与？

痰 厥

辛巳季夏丙子，陡患腹痛，四肢发厥，少腹左旁突起一包，痛疼非常，口不知味，饮食难进，时作干呕，颇似奔豚，用奔豚汤不效，向来脾虚气滞，改用香砂六君子汤亦不效，势愈危笃。因悟及仲景先师吴茱萸汤方能治厥阴呕疼，况少腹起包正厥阴部位，观此危症，非大剂不能奏效，急用吴茱萸八钱，潞党一两，生姜二两，陕枣十枚，浓煎与服，服后片刻，即吐出冷痰碗许，其痛立减，随服二道，下咽即吐，意谓将药吐出，细视概系痰涎，比前较多，少腹之包已散，须臾思食。按此，由于阳气素虚，值

---

① 仆：男子对自己的谦称。

夏季月，湿土当令，饮入于胃，失其运化之权，停蓄于胃，化为痰涎，阻遏清道，以致不思饮食，腹中起包，方用吴茱萸之大辛大温，宜通阳气，佐人参之冲和以安中气，姜枣和胃以行四末，实为胃阳衰败之神方也，岂仅厥阴之主方哉！足见仲师之方应变无穷，故志之。

伤　寒

己卯季春，余三子仁澍年甫志学，形体素壮，因处叠溪山中，该处阴气最盛，偶感寒邪，始而发热恶寒，诊其脉沉，知为少阴症，依法用麻黄附子细辛汤以解其表，服后两时许，其热稍减，惟云胸中胀满，遂而大吐，须臾连吐三次，宿食概行吐出，吐后烦躁不宁，即用吴茱萸汤以温其中，服后其吐遂止，得睡片时，其气已顺，即解小便，溺甫毕，遂云大便坠胀，知其气因吐伤，中枢失权，倏尔周身大汗，四肢发厥，自言心慌，人遂谵语，其势甚危，知其连吐数次，胃中空虚，是以中气不接，幸而熬有稀粥，予食一盏，其气稍接，其厥渐回。仍服前药，次日安贴，然一日之间，病变靡常，是知少阴之症最为险恶，非仲师之方曷能挽救？倘用药少差，立见消亡，幸是孺子肾气未亏，尚能支持，若果肾虚之人，恐有暴脱之患，医家若遇此等症候，用药可不以仲师为法哉！

头　痛

钟表匠某姓患头痛，常以帕缠头，发时气火上冲，痛而欲死，外敷凉药、内服清火顺气之品可以暂安，旋愈旋发，绵延数年。因与友人修理钟表病发，托其转求诊治，见其痛楚难堪，头面发红，但六脉沉细，左关伏而不见，乃厥阴肝经真阳不足，虚火上泛，用清热顺气只可暂救然眉，不能治其根本，是以时发时愈，遂用吴茱萸汤以补肝阳，两剂而愈，迄今数年并未再发。假寒假热，实难分辨，但治病必求其本，乃可除根耳。

呕　吐

友人汤聘三之少君①子惠侨寓省垣，患呕吐之症，医认为胃火上逆，屡用清降，其吐愈甚，因吐气逆，上焦略现热象，复用泻火之剂，以致饮食不下，缠绵数月，势甚危殆。适余因公晋省，相延诊视，细审其脉，两寸微洪，两关沉迟，系上热下寒之象，乃肝阳不足，阴气上逆，须用温肝降逆之剂，苦寒大非所宜，遂用吴茱萸汤以温之，药宜凉服，两剂吐平食下，随用温中健脾调理而愈。

因惊停食

友人俞友仁患胸满不食，精神倦怠，医用健脾固气之剂，其病愈剧，更加寒热间作，大便不通，颇似疟状，复用小柴胡汤以和解之，仍不见效，十日均不出恭，人极气

---

① 少君：对别人儿子的尊称。

馁，势甚危急。延余诊视，审其右关脉沉而实，重按撞指，余曰：并非脾虚，亦非疟疾，乃食停胃中，致有此疾病者。曰：君言有因。余前日因坐船溯流回渝，刚食饭后，船过险滩，纤断桅横，几乎倾覆，因此受惊，回家后自觉胸满，疲不思食，前医概谓脾虚应补，殊知愈补愈剧，闻君之言深中病情，祈为疗治。余曰：此乃因惊停食，夫饮食入胃，全仗气运方能消化，正值饭后，受此大惊，惊则气散，以致食停胃中，误服补剂，愈形拥塞，急宜推荡，不然变症百出，即用平胃散重加顺气消导之品以通之。次日复诊，喜曰：服药后昨晚腹中辘辘有声，须臾大便，解出之粪因停蓄十日，臭不可闻，今日胃开思食矣。可见前服补剂之害曷可胜言，余继用理脾和中之剂调治而愈。

年老气喘

章云亭年届古稀，冬日患吼喘咳嗽，医谓肺虚水亏，概用补肺滋水之剂，愈服愈剧，甚至喘息胸高，不能睡卧，每夜坐以待旦，自分必无生理，其子求余诊治。审其脉现沉紧，乃寒入少阴，水气凌肺，宜用小青龙汤以温散寒邪，其子见有麻黄、细辛，恐其年老不胜药力。余曰：此方乃和解之剂，有开有阖，非大散之品。常云有病则病当，非此方不能平其喘咳。其疑始解，煎而服之，次日喘平咳止，身始安枕，随用温平之剂调理而愈。今人一见麻、细，畏其大表，至于羌活，气味雄壮，全不畏忌，殊知麻细二味，仲景《伤寒》各方屡屡用之，皆由医家误用，与病相反，是以病家畏懼，由其未读《神农本草》，不谙其性耳，犹如正人身负恶名，岂不冤哉！

腰　痛

署忠州刺史李蓉洲，因壁间取物转身，腰即疼痛，自以为闪折，即用七厘散外揉内服，愈见痛不可当，又延外科诊治，用通气和血之剂，以致身为磬折，偻不可伸。延余诊视，审其两尺浮空，乃肾命大亏之象，并非闪折而成，遂用金匮肾气汤两剂而愈。

冯景堂患腰痛数年，诸药不效，求治于余，细审其脉，系由命门火衰，令买羊腰一对，劈开，用破故纸二钱研末，和盐少许置其中，将腰子合拢，用线扎紧，外用荷叶包裹数层，用水浸湿，放于柴火灰内煨熟取出，将药末剖去，乘热饭前食之。渠如法炮制，食两次即而全愈。渠问此名何法？余曰：此乃以形补形之法也。

发　痧

发痧一症，最为险恶，往往气闭而死。忆余在秀山时，兵丁姚连科随余赴乡公干，因行路热极，过溪洗澡，阳为阴掩，闭其汗窍，晚间陡患腹痛。当时面白唇青，四肢冰冷，人事不知。余当令用碗口蘸油刮背，由上而下，刮至数十，背现青紫，始能呻吟。随用姜汤灌下，得苏。服散寒温中之剂而愈。该处之民不知此法，深为诧异，云：我地得此病者甚多，不知有刮背之法，无可解救，因此殒命。余晓之曰：人之五脏皆系于背。刮背邪从窍出，见效甚速，斯时气闭，药不能下咽，非此莫救，众可识之。再者，如系中暑，不用姜汤，先刮背脊，用生白矾一钱，阴阳水兑服，行路之人随带身旁，胜如仙丹。余屡次治验并记之。

经　闭

友人张雨亭室人，年三十余，偶患经闭，腹起痞块，医用顺气通经之药不效，愈形困惫，痛楚难堪，势甚危殆。延余诊视，审其两关脉沉迟，症必由寒而起，以致血凝，非利气药所能愈。渠云：实因前日母故，正值天癸欲来之期，一媪云热血喷丧于家不利，可服冷水以止之。殊室人无知，竟从其教，再三究诘，今方吐实，君曰是寒，果然不谬。余闻之，哑然而笑曰：真奇谈也，天地间宁有是理乎！妇女忌讳，实多不知，妄作观此，轻信单方者，均可引以为戒。余遂用驱寒逐瘀之品，经通块消，三剂而愈。

血　崩

凡妇人血崩之症，多得之于中年之后，皆由生产过多，气不能统，以致月事妄行，遂成崩症，盖由阳虚气弱之故。患此症者，脉必沉细，身必恶寒，予内子年逾四十，生产十余胎，于庚辰季秋倏患血崩，日数十行，先用收涩之剂不效，及五灵脂散、棕灰散俱不灵，势甚危笃，已见脱兆，因检查陈修园先生《女科要旨》，后载武叔卿鹿茸丸一方论颇精详，仿而加减之，方用鹿茸末五钱，分三次兑服，高丽参五钱，制附片一两，干姜五钱，肉桂五钱，研末分三次兑服，陈艾四钱，当归三钱，续断三钱，另用灶心土四两，煮水煎药，方内有赤石脂、禹余粮去而不用者，防其坠也，一服即效，次服血止，真起死回生之方也，后用归脾丸剂加鹿茸作丸，补剂之而愈。

安　胎

友人章虚谷之妇，年二十余，怀孕每至三月而堕，此次有娠恰至三月，又复腹痛动红。延余诊视，审其六脉沉迟，四肢酸软，余曰：此乃元阳不足，中气太虚，腹痛动红，乃阴气下坠，急宜温中固气以保胎元。其人略知医理，深为诧异，遂曰：昔人云胎前宜凉，黄芩、白术为安胎之圣药，今已动红，想系热灼于中，温药恐非所宜，请申其说，以解疑惑。余曰：夫医之一道，不可执一，万病俱有阴阳，胎孕何独不然？子不观夫种苗乎？视地之寒燠以为种植之准则，有用灰粪者，有不用灰粪者，甚至有用牛骨烧灰、石灰插苗，此乃补地气之偏倚也。尊闻六脉沉细，四肢酸软，乃真阳不足之象，胎气不固，因此腹痛动红，名曰胎漏，皆由气不能统之故，若系因热动胎，必然脉现洪数、口渴、心烦，此症宜用六君子汤加杜仲、续断、菟丝、姜、附以温之。其人疑释，信而服之。次日复诊，欣然告曰：服君之药，果然痛止红收，今日腹饥思食，今而后方知医乃活法，前此余自用黄芩安胎，反以堕胎，可见读书要在得闲，医道贵辨寒热。余曰：君可取陈修园《妇科要旨》熟读，自得其详，余不复赘。嗣后，并未小产，连举三子矣。矧①时当季世②，阳衰之候，人秉天地之气而生胎，寒者十之八九，胎热者十之一二，临症之人务当详辨，不可以胎前宜凉一语奉为圭臬，则是望嗣者之大幸也。

误胎为痞

张方伯之子金门，年三十以外，尚无子嗣，夫人患经停之症来城就医，金门因谒见邑侯李听斋谈其所以，今日业已延医诊视，云系瘀血停滞，已成痞块，急应攻劫。听斋闻之骇然，问药服否？曰：未遂。云：上年小妾有恙，医亦云痞块，余未深信，另延温载之复诊，乃云是孕非痞也，用安胎固气之药，嗣后果生一女，彼时若不细心，岂不大谬？君勿妄服，恐致误事，余可代请载之再为一诊，

① 矧（shěn 审）：亦，况且。
② 季世：指衰败的时期。

庶免差失。于是邀余前往，诊其六脉微而兼迟，左寸已有结珠之象，余直告之曰：是孕非痞，岂可妄攻？乃正气素虚，今又为胎所累，是以精神倦怠，不思饮食，腹时作疼。问天癸已停三月矣，此时急宜健脾固气以养胎元，若作痞治其胎必堕，大小俱伤。金门骇而且疑，服两剂后，精神渐加，即能思食，腹亦不痛，数剂而愈。随回乡庄后，果生一子，深为感激，逾二年，犹亲带此子来署申谢，此事若非听斋谏阻，鲜不为医所误，仁人之言，其利深溥，信矣！

急惊风

小儿急惊风一症，古无其名，不知创自何时，余著有《急惊治验》一书，经李太守听斋刊送流传。兹有曾姓之子，生甫一周，染患此症，医用清热祛风化痰之剂，愈见口渴、便闭、角弓反张、四肢抽掣，已无生理，医辞不治。伊戚王姓知余能医此病，时已三更，令其叩门求治。余视经纹，告曰：此名痉症，俗号惊风。问曾服凉药否？曰：数剂矣。余曰：此寒也，非火也，服凉药大谬，幸而今晚求治，明日殆矣。余即与以葛根汤，令其服药后，覆取微汗，其搐搦自止。次晨抱来复诊，诸症悉退，再用桂枝加葛根汤而愈。

痘后虚症

瑞太尊①蕴谦有疾，常邀余治。余因公外出，其少子因痘后虚弱，医认为外感，屡行解毒表散，以致元气大亏，两腿软弱，不能站立，疑为仆妇闪折，精神日见困败，复加吐泻，气息奄奄。闻余回署，延余往治。诊其六脉沉细，面白唇青，乃元气大亏之象，急宜补养，遂用健脾固气温中之品数剂，始能站立，诸虚悉退而愈。

慢　惊

余四子年三岁时，因大病后阳虚气弱，时作吐泻，致成慢惊。午间四肢微动，至三更后，忽而四肢冰冷，沉迷僵卧，气息奄奄。急用逐寒荡惊汤浓煎频灌，幸能下咽，须臾，腹中辘辘有声，四肢微动。天明复苏，随用健脾温中固气之剂，调理而愈。夫慢惊一症，多由脾阳不健、吐泻而成，非同急惊外感风邪而作。庄在田先生《福幼篇》治慢惊最为得法，患此症者，可取而读之，兹不重赘。

精　毒

二五构精，化生万物，夫妇匹偶，人之大伦。余尝见愚夫愚妇于生产月内或经行之时不戒房事，以致精血相

① 太尊：明清时对知府的尊称。

撞，凝结成毒，变生小腹臌胀，其硬如石，脐与胸高，周身水肿，参茯补之不效，硝黄攻之不灵，诸般痛苦，无药可医，缠绵多日，必殒其命。较之男子丹停①之毒，更有甚焉。然而受病者讳言其故，医治者不得其名，间有延余诊治者，迄无一效，任用何药，如石投水，日重一日，甚至皮破水流，腥秽难闻而死。余留心访问，始得起病之由，推原其故，皆由年少无知情欲难禁，不知其中之毒，惨不可言。各家医书未有言及此事者，是以人多误犯，但愿世之为父母者，于男女婚配后，务将此事暗地明言，极力禁戒，或于生产月内异房独宿，更为周妥。此实发前人之所未发，言父母之所难言，留心禁戒，幸勿忽诸。

疯狗咬方

天地间事竟有不可理测者，如疯狗咬人，其毒最甚，但其狗之毒不知因何而起？有谓蛇虫冬日入蜇，口必含石，至春出穴，将石吐出，狗若触之，即成疯狂，人若踩着足底，遂生石瘕②。疯狗咬人，其毒即入心经，腹中剧，生狗儿咬人之心，闻其痛楚难堪之状，莫可名言，虽瓷石之坚，俱能嚼碎，世虽传有斑蝥解毒之法，间有不效。余咸丰间任长寿汛时，因与八角庙老僧东来相善，见其施送疯狗药，询系何名？渠云：此名狗肾草，又名双肾草，春

---

① 丹停：疾病名，症状见人面青黄，肚腹胀痛，小便不利、短少等。
② 石瘕：指泌尿系结石。

日丛生草野间，随处有之，其叶团而有齿，大如鹅眼，叶下双子连缀而生，其形似肾，大如胡椒，叶子之色俱青，根窝延蔓。余当令采取，见之果如所言，嗅之无香，尝之无味，询其如何服法，渠云：若被咬者，春夏日即采新鲜者一握，将泥洗净，捣烂，兑淘米水，连渣冷服；秋冬日其草收头，可预为采取，晒干研末，每服三四钱，仍兑淘米水服，其毒潜消，并无形影，虽牛马疯狂俱可用此医治。询渠何从知此？渠云：得白异人传授，施济多年，屡经试验。嗣余遇有此病，用此施济，其应如响。余细揣此物之妙，味淡质轻，子形甚异。夫质轻者，乃轻可去实之义，子形似肾又以狗名，乃以形治形之义，正所谓海上之偏方也，有心济人者，可按图索之。若被咬者，用生黄豆数颗，令患者嚼之，有豆腥气者毒轻，云豆香者毒重，此试毒之法也。

辟催生论

夫生产一事，《达生篇》论之详矣。一曰睡，二曰忍痛，三曰慢临盆，六字真言，包括尽矣。以下设为问答，逐层发挥，字字珠玑，实为至理，勿庸再赘。惟后载加味芎归汤一方，云有催生之效，服之如人行五里即生，缘此数语，最为动听。吾始则信之而不疑，继则用之而不效，乃细参物理，恍然有悟，兹特取而辩论之。凡人每于临产之时，率多疑惧，冀有催生之剂，服之即生，于是催生之说倡焉，催生之方立焉，催生之药奇焉，服之而反误事者比比也。按催生二字，古书未载，不知创自何人，以致遗害无穷。夫天之生物也，各有其时，岂有催之之理乎？不观夫草木乎？若时已至，虽遏之而不能，若时未至，虽揠之而无益，草木皆然，于人何独不然乎？明乎自然之理者，决不信催生之说也。况星家①谓：人生贵贱寿夭，皆定于降生之时辰。谚云：时真命不假，时假命不真。以此推之，降生时辰由天预订，非人所能强也，更无催之之理。观此，愈知催生之药，服之匪特无益，而反有害焉！何以言之？尝见富贵之家，初胎妇女将至临月，略为试痛，即认为正生，妄服催生之药，妄信稳婆之言，用力努挣，以致气尽胎横，数日不下，或听稳婆手取，因之而伤，其生者有之，或服兔脑鼠肾丸及香窜之品耗其元气，迨至正产之时，反致无力运送，因而难产者有之。《达生篇》云：窃见私产之妇并无难产之人，盖由胎起于私，恐人知觉，临产之时，极力忍痛，延至瓜熟蒂落之候，自然脱然而出，不又观夫贫寒之妇，未服催生之药，仍然生娩，并无窒碍，由此观之，愈知催生之说之妄矣。至于加味芎归汤，乃阴柔之品，阳强者服之尚无大害，阳弱者服之恶血凝滞，反生他虞。然而体壮者不必服药，只宜调其饮食以助中气，体羸者宜用参附汤加桂圆数十枚或十全大

---

① 星家：指星相家。

补汤倍加参桂以助中气，如果浆水太过，血涸而胎不灵者，急宜当归补血汤或加桂附随宜，此高鼓峰之心法，余屡用屡效。缘生产之际，全仗有气运送，阴药非其所宜，如果气充则力足，力足则易生，又何难产之有哉！

校注后记

　　《温氏医案》为清代蜀医温存厚所撰，收录作者历经30余年的临床治疗验案，内多记载险要重症的治疗。

一、作者生平事迹

　　温存厚，字载之，清道光至光绪年间渝州（今重庆市）人，武官兼医家，著有《温病浅说》《温氏医案》及《小儿急惊风治验》等。

　　《温氏医案》自序云："束发受书，弱冠从戎，而于岐黄一道，未暇探讨。"可知其幼童时期曾读书习文，青年时即投身从戎，并未学习过医学。又李玉宣为《温氏医案》作序称："岁庚午（1870），承乏巴邑（今重庆市巴县），与温君载之同官。"据此可知，温氏在同治年间，曾在渝州的巴县任过官职，后来又在渝州府衙中做官。

　　温氏本一介武夫，并未系统习医，他如何成为一名优秀的医生在其自序中可以找到答案。"咸丰间，出师黔楚，转战蜀中，见士卒蒙犯风霜，感受湿秽，苦无良医，病多不起，予触目而心恻焉，乃留心医学，无非利己利人，迄今三十余载。"温存厚是在长期艰苦卓绝的军旅生涯中，看到很多士卒蒙犯风霜，感受湿秽之气，经常有人患病，而又难于找到良医，以致疾病加重。这种情形让他触目痛心，于是他利用军旅生涯之暇，留心医学，并为士兵治病，治愈者较多。

温氏对温病治疗具有心得领悟，尤精于温病，是清代蜀地著名的温病学家之一。温病学发展进入清代后，吴又可、叶天士、薛生白及吴鞠通等温病大家的著述，已经遍布大江南北各地。但由于种种原因，传入蜀地则为时较晚，而蜀地医家撰写温病论著则为时更晚，约在清代咸丰年间至同治初年，始有这方面的著述问世。其中流传较广，影响较大的著作有三部：张子培的《春温三字诀》，王光甸的《寒疫合编歌括》，以及温存厚的《温病浅说》。

温氏经过30余年的临床，积累了丰富的经验，他将历年治疗经过的笔记心得整理撰成《温氏医案》一书。

二、成书及版本源流

《温氏医案》于光绪十二年（1886）撰成后，同年首由温存厚自刊印行，合《温病浅说》与《温氏医案》为一书，并在书末附有《小儿急惊风治验》一篇。

版本特征：一册，线装，书页高27cm，宽17.6cm；板框高18cm，宽13.2cm。每半页9行，每行21字，白口，四周双边，单鱼尾。

光绪十三年（1887）郑文益堂又重新刊发单行本。版本特征：一册，线装，书页高27cm，宽17.6cm；板框高16.9cm，宽14cm。每半页9行，每行21字，白口，四周双边，单鱼尾。

《温氏医案》现存有光绪十二年（1886）的合刊本，

以及光绪十三年（1887）的单行本。

三、内容与学术价值

1. 内容

温氏读书颇多，治病之思路清晰。本书为温氏 30 余载治验之案，共收载其各科治案 48 则，治案以病分类辑录。因作者擅长治疗温病，故温病医案尤多，并以温病与瘟疫两类疾病的医案作为本书的开篇。此外，还涉及伤寒、杂症、内、伤、儿、妇、胎产等科，所载医案皆系险要重症，除各例不治之症外，均经温氏治疗后痊愈。

2. 学术价值

《温氏医案》中多处强调治病首重辨证，"然医不难于用药而难于认症"，"可见病不难治，难于认症耳"，辨证精准才能治疗正确。温氏虽精于温病，但在具体治疗时擅长辨证，辨别是何种病证，运用不同的治疗方法，不局限于温病的论治。在辨证时，温氏还不拘泥于世俗的观点，如在治疗"温病"时，不因老媪的年龄而处以白虎汤方，充分体现其辨证水平之高。

书中还强调治病时要"审病求因"，如书中所讲"凡治病当先知其所因，则易为治"等观点。从温氏的"安胎"一案的论述中可见一斑。他认为"人秉天地之气而生胎，寒者十之八九，胎热者十之一二，临症之人务当详辨，不可以胎前宜凉一语奉为圭臬"。

书末附"疯狗咬方"及"辟催生论"。"疯狗咬方"

中狗肾草治疗疯狗咬伤，并载可用黄豆来试被疯狗咬伤之后毒性的强弱，这些内容在其他医案书籍中鲜有记载。在"辟催生论"中，他提出要顺应自然，不要盲目相信催生之说及催生之剂。

对于作者的贡献，要辩证地对待，《温氏医案》一书中也有些需要批判的观点，如在"祟病"案中，温氏令其设灵焚帛以安其魂，缘鬼有所归则不为厉。但瑕不掩瑜，《温氏医案》具有较高的临床实用价值。

总 书 目

医　　经

内经博议

内经精要

医经津渡

灵枢提要

素问提要

素灵微蕴

难经直解

内经评文灵枢

内经评文素问

内经素问校证

灵素节要浅注

素问灵枢类纂约注

清儒《内经》校记五种

勿听子俗解八十一难经

黄帝内经素问详注直讲全集

基础理论

运气商

运气易览

医学寻源

医学阶梯

医学辨正

病机纂要

脏腑性鉴

校注病机赋

内经运气病释

松菊堂医学溯源

脏腑证治图说人镜经

脏腑图书症治要言合璧

伤寒金匮

伤寒大白

伤寒分经

伤寒正宗

伤寒寻源

伤寒折衷

伤寒经注

伤寒指归

伤寒指掌

伤寒选录

伤寒绪论

伤寒源流

伤寒撮要

伤寒缵论

医宗承启

伤寒正医录

伤寒全生集

伤寒论证辨

伤寒论纲目

伤寒论直解

伤寒论类方

伤寒论特解

伤寒论集注（徐赤）

伤寒论集注（熊寿试）

伤寒微旨论

伤寒溯源集

伤寒启蒙集稿

伤寒尚论辨似

伤寒兼证析义

张卿子伤寒论

金匮要略正义

金匮要略直解

高注金匮要略

伤寒论大方图解

伤寒论辨证广注

伤寒活人指掌图

张仲景金匮要略

伤寒六书纂要辨疑

伤寒六经辨证治法

伤寒类书活人总括

订正仲景伤寒论释义

张仲景伤寒原文点精

伤寒活人指掌补注辨疑

脉诀汇辨

脉经直指

脉理正义

脉理存真

脉理宗经

脉镜须知

察病指南

崔真人脉诀

四诊脉鉴大全

删注脉诀规正

图注脉诀辨真

脉诀刊误集解

重订诊家直诀

人元脉影归指图说

脉诀指掌病式图说

脉学注释汇参证治

诊 法

脉微

玉函经

外诊法

舌鉴辨正

医学辑要

脉义简摩

针灸推拿

针灸全生

针灸逢源

备急灸法

神灸经纶

推拿广意

传悟灵济录

小儿推拿秘诀

太乙神针心法

针灸素难要旨

杨敬斋针灸全书

本　草

药鉴

药镜

本草汇

本草便

法古录

食品集

上医本草

山居本草

长沙药解

本经经释

本经疏证

本草分经

本草正义

本草汇笺

本草汇纂

本草发明

本草发挥

本草约言

本草求原

本草明览

本草详节

本草洞诠

本草真诠

本草通玄

本草集要

本草辑要

本草纂要

识病捷法

药性纂要

药品化义

药理近考

食物本草

见心斋药录

分类草药性

本经序疏要

本经续疏证

本草经解要

青囊药性赋

分部本草妙用

本草二十四品

本草经疏辑要

本草乘雅半偈

生草药性备要

芷园臆草题药

新刻食鉴本草

类经证治本草

神农本草经赞

神农本经会通

神农本经校注

药性分类主治

艺林汇考饮食篇

本草纲目易知录

汤液本草经雅正

新刊药性要略大全

淑景堂改订注释寒热温平药性赋

方　书

医便

卫生编

袖珍方

仁术便览

古方汇精

圣济总录

众妙仙方

李氏医鉴

医方丛话

医方约说

医方便览

乾坤生意

悬袖便方

救急易方

程氏释方

集古良方

摄生总论

辨症良方

活人心法（朱权）

卫生家宝方

寿世简便集

医方大成论

医方考绳愆

鸡峰普济方

饲鹤亭集方

临症经验方

思济堂方书

济世碎金方

揣摩有得集

亟斋急应奇方

乾坤生意秘韫

简易普济良方

内外验方秘传

名方类证医书大全

新编南北经验医方大成

临证综合

医级

医悟

丹台玉案

玉机辨症

古今医诗

本草权度

弄丸心法

医林绳墨

医学碎金

医学粹精

医宗备要

医宗宝镜

医宗撮精

医经小学

医垒元戎

医家四要

证治要义

松厓医径

扁鹊心书

素仙简要

慎斋遗书

折肱漫录

丹溪心法附余

方氏脉症正宗

世医通变要法

医林绳墨大全

医林纂要探源

普济内外全书

医方一盘珠全集

医林口谱六法秘书

温 病

伤暑论

温证指归

瘟疫发源

医寄伏阴论

温热论笺正

温热病指南集

寒瘟条辨摘要

内 科

医镜

内科摘录

证因通考

解围元薮

燥气总论

医法征验录

医略十三篇

琅嬛青囊要

医林类证集要

林氏活人录汇编

罗太无口授三法

芷园素社痎疟论疏

女 科

广生编

仁寿镜

树蕙编

女科指掌

女科撮要

广嗣全诀

广嗣要语

广嗣须知

宁坤秘籍

孕育玄机

妇科玉尺

妇科百辨

妇科良方

妇科备考

妇科宝案

妇科指归

求嗣指源

坤元是保

坤中之要

祈嗣真诠

种子心法

济阴近编

济阴宝筏

秘传女科

秘珍济阴

女科万金方

彤园妇人科

女科百效全书

叶氏女科证治
妇科秘兰全书
宋氏女科撮要
茅氏女科秘方
节斋公胎产医案
秘传内府经验女科

外科百效全书
外科活人定本
外科秘授著要
疮疡经验全书
外科心法真验指掌
片石居疡科治法辑要

儿　　科

婴儿论
幼科折衷
幼科指归
全幼心鉴
保婴全方
保婴撮要
活幼口议
活幼心书
小儿病源方论
幼科医学指南
痘疹活幼心法
新刻幼科百效全书
补要袖珍小儿方论
儿科推拿摘要辨症指南

外　　科

大河外科
外科真诠
枕藏外科
外科明隐集
外科集验方
外证医案汇编

伤　　科

伤科方书
接骨全书
跌打大全
全身骨图考正

眼　　科

目经大成
目科捷径
眼科启明
眼科要旨
眼科阐微
眼科集成
眼科纂要
银海指南
明目神验方
银海精微补
医理折衷目科
证治准绳眼科
鸿飞集论眼科
眼科开光易简秘本
眼科正宗原机启微

咽喉口齿

咽喉论

咽喉秘集

喉科心法

喉科杓指

喉科枕秘

喉科秘钥

咽喉经验秘传

养　　生

易筋经

山居四要

寿世新编

厚生训纂

修龄要指

香奁润色

养生四要

养生类纂

神仙服饵

尊生要旨

黄庭内景五脏六腑补泻图

医案医话医论

纪恩录

胃气论

北行日记

李翁医记

两都医案

医案梦记

医源经旨

沈氏医案

易氏医按

高氏医案

温氏医案

鲁峰医案

赖氏脉案

瞻山医案

旧德堂医案

医论三十篇

医学穷源集

吴门治验录

沈芊绿医案

诊余举隅录

得心集医案

程原仲医案

心太平轩医案

东皋草堂医案

冰壑老人医案

芷园臆草存案

陆氏三世医验

罗谦甫治验案

周慎斋医案稿

临证医案笔记

丁授堂先生医案

张梦庐先生医案

养性轩临证医案

养新堂医论读本

祝茹穹先生医印

谦益斋外科医案

太医局诸科程文格

古今医家经论汇编

莲斋医意立斋案疏

医　　史

医学读书志

医学读书附志

综　　合

元汇医镜

平法寓言

寿芝医略

杏苑生春

医林正印

医法青篇

医学五则

医学汇函

医学集成

医经允中

医钞类编

证治合参

宝命真诠

活人心法（刘以仁）

家藏蒙筌

心印绀珠经

雪潭居医约

嵩厓尊生书

医书汇参辑成

罗氏会约医镜

罗浩医书二种

景岳全书发挥

新刊医学集成

寿身小补家藏

胡文焕医书三种

铁如意轩医书四种

脉药联珠药性食物考

汉阳叶氏丛刻医集二种